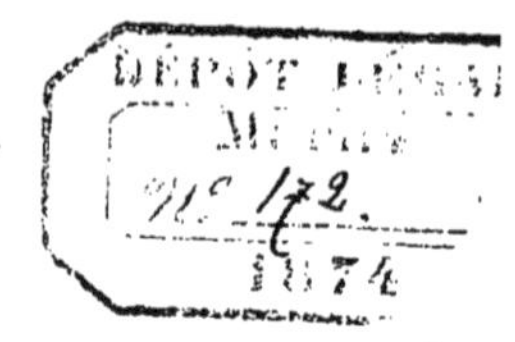
DÉPÔT LÉGAL
MARNE
N° 172
1874

DE LA CONTAGION

DE LA

FIÈVRE TYPHOÏDE

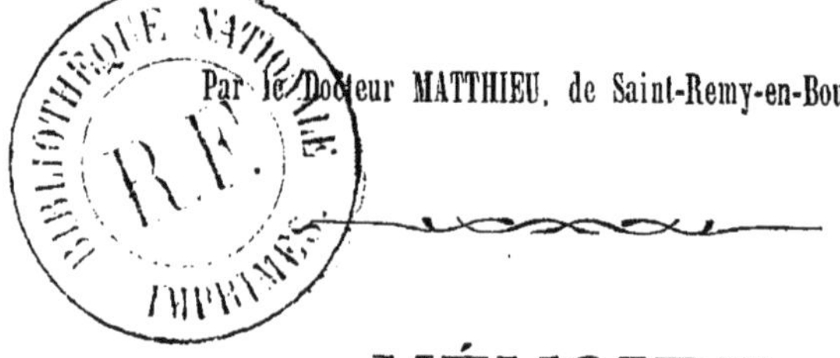
BIBLIOTHÈQUE NATIONALE R.F. IMPRIMÉS

Par le Docteur MATTHIEU, de Saint-Remy-en-Bouzemont.

MÉMOIRE

PRÉSENTÉ A LA SOCIÉTÉ DES SCIENCES ET ARTS

DE VITRY-LE-FRANÇOIS

Dans sa Séance du 31 Juillet 1873.

VITRY-LE-FRANÇOIS

Typographie PESSEZ et Ce, rue Dominé de Verzet, 13.

1874

Td 62
177

DE LA CONTAGION DE LA FIÈVRE TYPHOIDE.

Messieurs,

En vous présentant une étude aussi spécialement médicale, j'ai pensé que l'importance du sujet pourrait, jusqu'à un certain point, lui tenir lieu d'intérêt.

Il importe, en effet, à un haut degré de savoir si la fièvre typhoïde, cette affection si fréquente et si grave, doit, comme je le crois et comme j'essaierai de le démontrer, la plus grande part de sa fréquence et de sa gravité à sa propriété contagieuse.

Cette démonstration aboutirait, comme conclusion pratique, à la possibilité de s'opposer dans une certaine mesure à sa propagation, par l'adoption plus générale et plus rigoureuse du principe de la séquestration et des autres moyens préventifs.

ÉTAT DE LA QUESTION.

Les médecins qui aujourd'hui nient la contagiosité de la fièvre typhoïde, de la dothiénentérie, comme on l'appelle encore, deviennent de plus en plus rares. Je doute même qu'il y en ait encore parmi les praticiens des campagnes, et la raison en est simple. Un médecin qui visite la plupart des malades disséminés à plusieurs lieues à la ronde est placé dans les meilleures conditions pour constater le début et suivre la propagation des maladies. Il n'en va pas de même dans les grandes villes, où quantité de gens qui ne se connaissent pas vivent en contact perpétuel les uns avec les autres. Il ne faut pas s'étonner de trouver encore quelques anti-contagionistes parmi les médecins qui exercent dans un tel milieu ; car bien souvent il leur est impossible de dire où et comment ont été contractées des maladies qui ont pour origine notoire et unique la contagion.

C'est Bretonneau qui établit le premier, en 1829, la contagiosité de la fièvre typhoïde. Ses observations furent confirmées par celles de Louis, Chomel, Leurent, Gendron, Piedvache, etc. Mais si cette propriété est reconnue aujourd'hui par la plupart des médecins et par les auteurs classiques, ceux-ci ne lui accordent, en général, qu'un rôle secondaire et en quelque sorte accidentel dans la production de la maladie. La plupart du temps, disent-ils, la fièvre typhoïde apparaît spontanément ou épidémiquement ; quant à la contagion, elle n'agit que dans certaines conditions : quand la maladie est grave, qu'il y a encombrement, défaut d'aération, etc. Les auteurs, en un mot, placent généralement la maladie qui nous occupe au rang des affections éventuellement contagieuses, telles que la dyssenterie, l'érysipèle, la coqueluche, la bronchite, etc.

C'est là, je crois, une fausse assimilation, résultant

d'une appréciation inexacte des faits. Sans prétendre que la dothiénentérie soit toujours contagieuse, sans affirmer qu'elle le soit au même degré que la variole, par exemple, je pense qu'elle l'est normalement et habituellement, et que, sous ce rapport comme sous beaucoup d'autres, elle se rapproche bien plus des fièvres éruptives que des affections sus-mentionnées.

Cette conviction résulte pour moi des observations dont je vous ferai tout-à-l'heure l'histoire abrégée, et qui ont souvent une analogie frappante avec celles des auteurs qui ont déjà étudié ce sujet dans les petites localités.

Il suffit, pour s'en assurer, de se reporter au travail de M. Gendron (1), à celui de M. Piedvache (2), aux observations de MM. Henri Gintrac (3), Xavier Gourand (4), Constant Cavenne (5), etc.

Mais il faut avant tout, pour éviter les malentendus trop fréquents dans ces sortes de questions, fixer le sens des mots, en rappelant brièvement ce qu'on doit entendre par la *contagion* et en quoi elle diffère de l'*infection*.

Voici les définitions du Dictionnaire de Nysten :

« On appelle *maladies contagieuses* celles qui sont susceptibles de se transmettre d'un individu malade à un individu sain.

(1) *Journ. des conn. méd.-chir.* 1834.

(2) *Rech. sur la contagion de la f. typh. etc. Mém. de l'Acad. de méd.* Paris, 1850, tome XV.

(3) *Mém. de l'Acad. de méd.* Paris, 21 juillet 1863.

(4) *Gazette des hôpitaux,* 1867, p. 432.

(5) *Tribune médicale,* 1868, p. 147.

» Les maladies contagieuses présentent dans leur mode de transmission des différences essentielles, suivant que les principes morbifiques sont des *virus* (variole, rage, etc.), ou qu'au contraire ce sont des *miasmes* répandus dans l'atmosphère.

» Les premiers n'ont d'action qu'autant qu'ils sont mis, pour ainsi dire, en contact intime avec les organes. » — Cela s'explique par leur état liquide.

« Les seconds (les miasmes) *n'ont besoin que d'être en contact avec la membrane muqueuse de l'appareil respiratoire ou le système cutané.* » — Tels sont le choléra, le typhus, etc.

Il faut ajouter qu'il y a des maladies miasmatiques non contagieuses, mais seulement *infectieuses ;* exemple : la fièvre des marais.

Au mot « infection », on trouve ce qui suit :

« L'*infection* diffère de la *contagion* en ce que celle-ci, une fois produite, n'a plus besoin, pour se propager, de l'intervention des causes qui lui ont donné naissance ; qu'elle se reproduit, en quelque sorte, par elle-même, par contact, et indépendamment, jusqu'à un certain point, des conditions atmosphériques ; tandis que l'*infection,* due à l'action que les substances animales et végétales en putréfaction exercent sur l'air ambiant, n'agit que dans la sphère du foyer d'où émanent les miasmes morbifiques. »

Cette définition s'entendrait d'elle-même si elle s'arrêtait là, mais voici qui ne s'entend guère : « L'*infection*, continuent les auteurs du Dictionnaire classique, se propage bien d'un individu malade à un individu sain, comme la contagion (?) ; mais ce n'est pas par contact ; c'est en altérant l'air ambiant, à l'égard duquel l'individu malade joue, en quelque sorte, le rôle d'un foyer d'infection. »

Il y a là une confusion et une contradiction évidentes, puisque, d'après les mêmes auteurs, le contact proprement dit n'est nécessaire que dans la contagion *virulente* et nullement dans la contagion *miasmatique*. En disant que celle-ci s'opère par le « *contact* des miasmes avec les muqueuses respiratoires, » ils disent, en réalité, qu'elle s'opère en changeant « les conditions atmosphériques,... en altérant l'air ambiant,... et parce que l'individu malade joue le rôle de foyer d'infection. » A moins de se payer de mots, il est impossible de ne pas admettre qu'une maladie qui se transmet de cette façon-là ne soit authentiquement contagieuse.

Mais je veux passer sur cette contradiction consacrée par l'usage, et admettre un instant qu'une maladie qui *se prend* n'est *contagieuse* que s'il n'existe, en dehors du malade *qui l'a communiquée*, aucun autre foyer d'infection. — C'est à cela, en effet, que se réduit la définition classique. — Comment une distinction théorique aussi arbitraire et aussi subtile pourra-t-elle être établie en pratique ? Les foyers d'infection morbide ne tombent pas sous les sens et, dans l'état actuel de la science, il est absolument impossible d'en constater directement la présence et, à plus forte raison, l'absence. Comme toutes les causes insaisissables, ils ne se révèlent que par leurs effets.

La difficulté est ici d'autant plus grande que la plupart des maladies miasmatiques contagieuses sont également infectieuses.

On rencontre, il est vrai, dans certains cas simples et tranchés, des éléments suffisants d'appréciation. Supposons, par exemple, une épidémie de fièvre typhoïde éclatant tout-à-coup dans une localité et frappant *en même temps* un grand nombre de personnes : il est évident qu'il existe là une cause locale d'infection. Si, au contraire, un individu, après avoir fait de fréquentes visites à un dothiénentérique arrivé à la troisième période, se transporte dans un pays exempt de fièvre typhoïde et la contracte quelques jours après, si les personnes qui le soignent la prennent à leur tour, au bout de deux, trois ou quatre semaines, la contagion devient manifeste. — Ce dernier cas est certainement plus fréquent que le premier, dans les petites localités du moins. — Enfin, il y a des cas où la dothiénentérie paraît naître et s'éteindre spontanément.

Mais le problème étiologique n'est pas toujours aussi simple. Il arrive souvent qu'on ne puisse déterminer l'origine et le mode de propagation de la maladie, et que celle-ci soit due au concours simultané, non-seulement de l'infection et de la contagion, mais encore des causes individuelles, prédisposantes et autres.

Comment interpréter ces faits complexes, qui sont vraisemblablement nombreux? Il est évidemment impossible d'établir aucune règle à cet égard ; et c'est là sans doute la principale cause de la divergence des opinions sur le degré de contagiosité de la fièvre typhoïde.

Des observations nombreuses peuvent seules élucider ce point de doctrine. Je vous apporte le résumé de celles que j'ai recueillies pendant une période de onze à douze ans.

* * *

OBSERVATIONS.

I. *Neuville-sous-Arzillières* (1864).

Cette commune, qui ne compte pas cent habitants, fut envahie, il y a neuf ans, par une véritable épidémie de fièvre typhoïde ; il y en eut douze dans l'espace de trois mois.

Cette épidémie commença par la famille Fontaine, composée de six personnes habitant deux maisons voisines, savoir : quatre adultes de 30 à 40 ans, une fille de 14 ans et une autre de 8. Elles furent attaquées successivement du 1er avril au 22 juin 1864, à l'exception seule d'une des femmes Fontaine, qui, ayant eu autrefois la dothiénentérie, était par cela même prémunie.

Comme je n'avais pas été appelé dès le début, je ne pus savoir exactement quel intervalle s'était écoulé entre l'apparition des premiers symptômes chez les deux frères Fontaine, les premiers atteints ; mais j'ai tout lieu de croire que cet intervalle a été de 18 à 20 jours.

La femme Herbette, sœur et voisine du premier malade, rendait de fréquentes visites à ses parents; elle fut frappée au moment où son frère entrait en convalescence.

25 jours après ma première visite dans la famille Fontaine, je suis appelé auprès de M. Agnet, âgé d'une trentaine d'années, qui avait, à son tour la fièvre typhoïde.

Sa femme, qui le soignait nuit et jour, s'alite le 12 mai, 17 jours après lui. Sa belle-mère, âgée de soixante ans, reste alors seule chargée des deux malades. Mais elle-même est arrêtée le 25 mai; 27 jours après, elle succombait à une perforation intestinale.

Après le 25 mai, Agnet et sa femme avaient été soignés par les époux Koquert, qui habitent la même maison qu'eux. 17 jours plus tard, Koquert prit à son tour la fièvre typhoïde.

La maladie se propageait ainsi successivement et parallèlement dans les deux familles Fontaine et Agnet. Je n'ai pu constater s'il y avait eu transmission, par des rapports directs, d'une famille à l'autre. Les services réciproques qu'on se rend habituellement dans les petits villages permettent de le supposer, et l'intervalle de 25 jours qui s'est écoulé entre les premiers signes de contamination dans chaque famille corroborent cette supposition. Mais je n'insiste pas.

Ce qui paraît mieux prouvé, c'est la contamination par la belle-mère d'Agnet de deux voisins, la femme et le fils Lemire, qui lui avaient donné des soins, et qui furent traités par M. le docteur Ménard.

En somme, il paraît difficile de nier que la contagion n'ait joué, dans cette épidémie, le rôle prépondérant.

II. *Saint-Remy-en-Bouzemont* (1866).

Jules Phelizot, âgé de 20 ans, présente, le 9 février 1866, les premiers symptômes, qui vont s'aggravant rapidement. Ataxie, délire, hémorrhagies, gangrènes partielles, telles sont les complications à la suite desquelles ce jeune homme succomba le 4 mars.

Dans la maison voisine habitaient Mme Roussel, quatre de ses filles et sa servante. L'une des filles et la servante furent atteintes en même temps, le 27 février, 18 jours après le jeune Phelizot. La servante, qui était gravement contrefaite par le rachitisme, mourait, le 9 mars, à la suite d'hémorrhagies multiples et d'une pneumonie hypostatique. La jeune fille fut également victime, 6 jours après, d'hémorrhagies rectales et vésicales et d'un épistaxis, qui nécessita le tamponnement des fosses nasales.

Mme Roussel et une autre de ses filles, âgée de 15 ans, tombèrent malades les 6 et 7 mars. Leur état fut longtemps inquiétant ; mais elles n'eurent pas d'hémorrhagies et guérirent.

Les deux autres jeunes filles, âgées l'une de 7 et l'autre de 18 ans, échappèrent à la maladie ; et celle-ci resta limitée à ces deux habitations voisines, dans lesquelles je n'ai remarqué aucune cause apparente d'insalubrité.

III. *Bussy-aux-Bois* (1866).

Vers la même époque, une petite épidémie semblable éclatait dans la commune de Bussy, distante de cinq à six kilomètres de Saint-Remy, dont elle est séparée par de grands bois.

Une seule maison fut envahie, et quatre habitants sur six prirent la fièvre typhoïde.

Appelé, le 11 février, près de l'aîné des fils Péchin, j'appris qu'il venait de quitter un pays où régnait cette maladie, mais je n'ai pas su s'il avait fréquenté des malades. Le père est frappé 27 jours après le fils, le 10 mars ; puis un enfant de 15 ans, le 18 mars. Celui-ci ne se rétablit que sept semaines plus tard et cède son tour, le 7 mai, à l'une de ses sœurs. Les deux seules personnes exemptes, furent la mère, âgée d'une cinquantaine d'années, et une fille de dix-huit ans, que son état de couturière retenait toute la journée hors de la maison.

Les quatre malades devaient guérir ; mais un jour le fils aîné, entré en pleine convalescence, se gava de toutes sortes d'aliments indigestes, et fut saisi d'une violente indigestion, qui détermina une perforation intestinale et la mort au bout de deux heures.

IV. *Blaise et Gigny* (1867).

Je réunis sous le même titre les épidémies qui eurent lieu, en 1867, dans ces deux communes, parce qu'il y a entre les deux, comme trait d'union, un fait patent de contagion.

J'ai déjà communiqué cette obsersation à la *Tribune médicale* (1). Permettez-moi de vous la lire, ainsi que les réflexions qu'elle avait suggérées à Marchal (de Calvi), l'éminent et regretté directeur de la *Tribune*. Voici ma communication :

« Très-honoré confrère,

» Si la fièvre typhoïde qui sévit en ce moment dans nos contrées m'en laissait le temps, je voudrais apporter, à côté et à l'appui des faits du docteur Constant-Cavenne, établissant la contagiosité de cette maladie, beaucoup de faits semblables. J'en exposerai seulement un groupe.

» Le village de Blaise compte environ 300 habitants, dont les maisons forment une seule agglomération. Au centre demeurait, dans le même corps-de-logis, une famille composée de neuf personnes. Six d'entre elles eurent la fièvre typhoïde pendant les quatre premiers mois de l'année 1867. Des trois personnes qui en furent

(1) La *Tribune médicale* (17 janvier 1869).

exemptes, l'une l'avait eue autrefois, la seconde était un vieillard de 85 ans, et la dernière un ouvrier âgé de 50 ans, qui travaillait tous les jours dans les pays voisins et souvent y couchait.

» La femme Seurat, la première atteinte, était âgée de 18 ans et enceinte de six mois. Prit-elle la maladie par contagion? je l'ignore. Je sais seulement qu'elle était allée, une quinzaine de jours auparavant, à Vitry-le-François, où règnaient quelques fièvres typhoïdes. Cette ville est à sept kilomètres de Blaise. La femme Seurat est attaquée *le* 7 *janvier* et, le 12, elle a une fausse couche, suivie d'une métrite, qui guérit. Plus tard surviennent des hémorrhagies diverses, puis du délire et des escharres au sacrum. Elle succombait le 3 mars, après deux mois de maladie.

» *Toutes* les personnes, au nombre de six, qui l'avaient soignée pendant ce temps-là, contractèrent, l'une après l'autre, la fièvre typhoïde. Le mari tombe malade *le* 23 *janvier*, une sœur le 1er février, un frère le 10, la mère quatre à cinq jours plus tard, une cousine et une tante à la fin de février et au commencement de mars. La sœur et la tante succombèrent à des hémorrhagies intestinales, dans le troisième septénaire.

» Toutes ces personnes habitaient la même maison que la femme Seurat, excepté la sœur (femme Contaut). Celle-ci, après avoir veillé la première malade pendant trois semaines, fut frappée à son tour et soignée par les habitants de la maison Seurat. Au moment de sa mort, *le* 25 *février*, son enfant, un petit garçon de cinq ans, présentait déjà les premiers symptômes. Il fut transporté immédiatement à Gigny, au-delà des côtes, à 8 kilomètres de Blaise.

» Le parent qui recueillit l'enfant, M. Delacour, prit la fièvre typhoïde *le 15 mars ;* après lui sa femme, puis successivement trois de ses enfants. Un seul habitant de cette maison fut épargné : c'était un enfant à la mamelle. Tous guérirent. Aucune personne étrangère, à part deux femmes très-âgées, n'avait pénétré dans la maison.

» J'ajoute qu'il ne se déclara aucun autre cas de fièvre typhoïde, avant, pendant ou après cette petite épidémie, ni à Gigny, ni à Blaise, ni dans les villages voisins. Je me trompe : il y en eut un seul, dans la maison *voisine* de la maison Seurat. Ce fut un adolescent qui, attaqué le 25 mars, entrait en convalescence au commencement de mai.

» En résumé, sur les seize personnes habitant ou fréquentant assidûment la maison Seurat, à Blaise, et la maison Delacour, à Gigny, douze ont été atteintes de la fièvre typhoïde. Sur les quatre autres, trois ne jouissaient-ils pas de l'immunité attachée aux âges extrêmes et à une affection typhoïde antérieure ? Et le dernier n'a-t-il pas dû sa préservation à ses longues absences ?

» Ces faits parlent d'eux-mêmes. On pourrait dire, il est vrai, qu'il existait un foyer d'infection, parce qu'il y avait dans la cour de la maison Seurat une mare remplie d'un fumier infect et de détritus végétaux. Je suis même persuadé que ce voisinage a été une circonstance très-aggravante, sinon l'origine du mal. Aussi, chez Delacour, placé dans de meilleures conditions hygiéniques, l'affection a-t-elle été beaucoup plus bénigne. Mais il n'en est pas moins vrai que, à part un enfant à la mamelle, elle n'a épargné personne.

» Voici enfin le fait le plus important : un enfant, bien et dûment typhoïde, est transporté, à travers plusieurs villages exempts de la maladie, dans une maison dont les habitants contractent ensuite la fièvre typhoïde, puis celle-ci s'éteint sur place. Si ce n'est pas là de la contagion, qu'est-ce donc ? Je le demande aux anti-contagionistes, puisqu'il en existe encore.

» Agréez, etc. »

M. Marchal (de Calvi) faisait suivre cette lettre des réflexions suivantes :

« Mon cher confrère, le fait de l'enfant Contaut, portant la fièvre typhoïde à huit kilomètres de l'endroit où il avait été atteint, est, comme vous le dites, très-frappant, et j'y vois, tous ceux qui n'ont pas de parti pris contraire y verront une preuve nouvelle de la contagiosité de la fièvre typhoïde.

» Quant aux autres malades de Blaise, y compris la femme Contaut, on pourrait objecter qu'ils ont respiré les miasmes de la mare infecte de la maison Seurat, aussi bien que les émanations des typhoïdes, et que, par conséquent, en ce qui les concerne, la contagion ne se dégage pas nettement. Les anti-contagionistes, très-exigeants, comme vous savez, n'entendent se rendre qu'à l'évidence solaire, — et encore ! »...

L'objection faite par le docteur Marchal, au nom des

BIBLIOTHÈQUE NATIONALE R.F.

anti-contagionistes exigeants, plutôt qu'au sien, n'est pas sans valeur. Et j'ai toujours pensé qu'en effet l'épidémie de Blaise ne prouve pas la contagion d'une façon aussi complète que le transport de cette épidémie à Gigny, par l'intermédiaire d'un enfant malade.

Cette concession faite, je retourne aux anti-contagionistes leur objection. Ils ne peuvent pas plus nier l'influence des émanations des typhoïdes que je ne nie celle des exhalaisons de la mare. Et j'ajoute qu'ils n'ont pas, pour nier, ou du moins pour douter, les raisons que je pourrais avoir. Les typhoïdes, en effet, engendrent nécessairement des miasmes typhoïdes ; on ne peut en dire autant des mares les plus infectes. Celle dont il s'agit existait depuis longtemps et n'a pas été supprimée depuis. Par quelle bizarrerie aurait-elle accumulé ses nombreux méfaits dans un si court espace de temps ? Et puis, il y avait à Blaise d'autres mares semblables ; il y en a dans toutes les communes, auxquelles on n'a absolument rien à reprocher sous ce rapport.

Je ne doute pas, je le répète, que le voisinage de la fosse en question n'ait ajouté à la gravité du mal et n'ait concouru à sa propagation en exaltant sa propriété contagieuse ; peut-être même a-t-elle été une cause déterminante de l'apparition de l'épidémie. Mais je ne puis croire que ce voisinage ait été la cause directe; ni même la cause principale de la propagation. Je partage là-dessus l'avis du docteur Xavier Gourand, qui fait suivre la relation d'un cas analogue des réflexions suivantes :

« On peut prévoir que la contagion doit être facile dans une famille malheureuse, où tous se trouvent soumis aux mêmes influences débilitantes, de *mauvais air*, d'insolation incomplète, d'alimentation insuffisante ; je sais bien que ces circonstances sont à elles seules assez puissantes pour produire une dothiénentérie : mais comment expliquer la coïncidence de ces six ou sept fièvres typhoïdes nées dans le même milieu, si ce n'est par la contagion, dont la mère a été le point de départ. Pour ma part, je comprends mal que tout le monde dans cette famille ait été frappé d'une façon en quelque sorte indépendante, sans que la maladie de l'une ait eu aucune influence sur la maladie de l'autre. *Lorsqu'elle est ainsi restreinte dans son action, la transmission ne peut s'effectuer que par la contagion.* »

Voilà, sous forme d'aphorisme, la meilleure réponse à faire à l'objection des infectionistes.

V. *Somsois* (1868-69).

Après la mort de mon confrère, M. Potier, j'eus occasion de traiter, à Somsois, la famille Hennequin, qui, à l'encontre de la famille Seurat, habitait un lieu élevé et salubre.

Je suis appelé, le 3 septembre 1868, près de la fille aînée, femme Rigollet, âgée de 23 ans, et enceinte. Elle avait une fièvre typhoïde qui présenta, dans la deuxième et la troisième semaines, les symptômes les plus alarmants, (hémorragie, délire) et se termina par la mort le 21 octobre.

Quinze jours après ma première visite et dix-huit jours après le début, ce fut le tour d'une sœur âgée de 14 ans. Son état, quoique sérieux, fut moins grave que celui de la première malade.

Trois semaines plus tard, le 15 octobre, le frère, âgé de neuf ans, tomba malade. Il eut des hémorrhagies répétées par diverses voies, mais il résista.

Enfin la mère, qui avait été la garde-malade assidue de ses trois enfants, s'alita le 8 décembre. Après avoir traversé les périodes ordinaires de la maladie, elle semblait entrer en convalescence, mais il lui était impossible de supporter aucun aliment; elle avait des vomissements acides et une douleur épigastrique continue, due vraisemblablement à une gastrite ulcéreuse. La mort arriva au commencement de mars.

J'avais recommandé au chef de la famille de séjourner chez lui le moins possible. Il fut exempt, ainsi que sa fille cadette, âgée de 22 ans, à qui j'avais interdit l'accès même de la maison. Cette maison avait un sixième habitant, M. Rigollet, le mari de la première malade. Il dût son immunité à une fièvre typhoïde antérieure.

La femme Hennequin avait été soignée par la femme Ninet, qui habitait une maison voisine. Sa petite fille, âgée de 12 ans, l'accompagnait souvent dans ses visites ; elle prit la maladie le 21 janvier.

Il y eut encore dans le même moment, à Somsois, une

autre fièvre typhoïde, chez une petite fille de M. Chevreux, âgée de 9 ans, qui fut traitée par M. le docteur Mosmant (de Dampierre). J'ignore s'il y eut des relations entre cette malade et ceux de ma série.

VI. *Gigny-aux-Bois* (1868-69).

J'appelle, Messieurs, votre attention sur le début de l'épidémie qui régna à Gigny, de la fin d'octobre 1868 à la fin d'avril 1869. Il y a là un fait d'importation par contagion médiate, le plus important peut-être de tous ceux que j'ai recueillis, au point de vue de la thèse que je soutiens.

Aucune fièvre typhoïde n'existait dans les environs. La petite épidémie de Somsois, commune située à 5 kilomètres et demi de Gigny, avait pris fin depuis huit mois. Il y avait deux ans et demi que la maison Delacour, située dans un hameau dépendant de Gigny, avait été infectée par l'importation directe dont j'ai parlé. Enfin, depuis plus de onze ans que j'exerce dans cette commune, je n'y ai pas vu un seul cas spontané de dothiénentérie.

Or, c'est dans ces circonstances, dans une des maisons les mieux situées et les mieux aménagées de la commune, dans une famille qui vit confortablement, que le premier cas se déclare tout-à-coup : Mme Toussaint, âgée d'environ 24 ans et jouissant d'une bonne santé habituelle, présente, le 30 octobre, les premiers symptômes.

Selon toute apparence, les causes prédisposantes ordinaires de la maladie, causes locales et individuelles, manquaient ici aussi complètement que possible. Je dus m'informer des antécédents, et voici ce que j'appris. Mme Toussaint n'avait pas quitté Gigny depuis longtemps ; mais son mari venait de faire de fréquents voyages à quatre lieues de là, à Rosnay-l'Hôpital, où habitaient les parents de sa femme. La fièvre typhoïde régnait dans ce pays et avait frappé successivement le beau-père et la belle-mère de M. Toussaint. Celui-ci avait eu autrefois la fièvre typhoïde et avait appris à connaître le danger de la contagion. Il crut donc devoir ne rien dire à sa femme de la maladie de ses parents, qui fut du reste relativement bénigne et que le médecin traitant avait qualifiée de fièvre muqueuse. Il pensait, en laissant sa femme à Gigny, conjurer toute espèce de péril. Mais il avait compté sans la contagion médiate, ce mode de propagation propre aux maladies les plus contagieuses. Mme Toussaint tomba malade quand ses parents entraient en convalescence.

N'est-on pas, après cela, en droit de dire que M. Toussaint, personnellement prémuni par ses antécédents contre les atteintes du principe dothiénentérique, l'a transporté avec lui, dans ses vêtements, d'un pays dans un autre ? Pour ma part, je ne conçois pas d'autre explication.

M. Gendron a relaté dans son travail des cas remarquables de cette propagation par contagion médiate.

Beaucoup de faits semblables passent sans doute inaperçus, et les observations en seraient plus nombreuses s'ils étaient plus faciles à établir.

L'état de Mme Toussaint fut assez grave et se compliqua d'accidents nerveux, (délire, ataxie) et de rétention d'urine ; elle guérit cependant. Après elle, on suit, pour ainsi dire pas à pas les premiers progrès de la contagion ; et cette marche de l'épidémie est elle-même une nouvelle preuve qu'elle ne tire pas son origine d'un foyer d'infection locale.

M. Toussaint put soigner sa femme sans danger. Mais il fut secondé par sa mère qui, n'ayant jamais eu la fièvre typhoïde, la contracta malgré ses soixante ans passés, 18 jours après sa bru.

Le beau-frère et la sœur de M. Toussaint, M. et Mme Barré, intervinrent alors dans les soins à donner aux malades. Mme Barré resta indemne, mais son mari, âgé de 45 ans, n'échappa point au danger ; il fut frappé le 18 décembre, un mois après sa belle-mère.

Ce fut seulement dans le mois de janvier 1869 que la petite épidémie se généralisa, et qu'il fut difficile de suivre les traces de la contagion. Dans ce mois-là et dans le suivant, j'eus à traiter la fille Doré, voisine de la maison Barré, la fille Guillemard, le jeune Denizet et le jeune Vautrin. Il est à noter que ces malades étaient des adolescents, éminemment disposés à la fièvre typhoïde par leur âge, et qui faisaient, malgré mes recommandations, de fréquentes visites à leurs camarades alités. Le fils Marchand, âgé d'une trentaine d'années, tomba malade aussi dans le courant de janvier et succomba, le 2 février, à des accidents cérébraux tout-à-fait semblables à ceux qu'avait présentés Mme Toussaint. Il fut, avec une jeune femme Valton, — traitée par mon confrère, M. Jacob (de Somsois), — la seule victime de cette épidémie, qui frappa 12 personnes en tout.

J'en ai déjà nommé neuf ; les trois autres furent deux adolescents, — le frère de la fille Denizet et celui de la fille Vautrin, — puis la femme Mansard, qui termina la série, à la fin du mois d'avril.

En résumé, la commune de Gigny était devenue, au commencement de 1869, un véritable foyer d'infection typhoïde ; mais on voit que ce fût-là un état secondaire, consécutif à la contagion manifeste des premiers cas. Et n'est-il pas permis de penser que cette épidémie n'aurait pas existé si M. Toussaint, malgré toute sa prudence, n'en avait importé le germe ? Personne, à coup sûr, ne pouvait prévoir un fait aussi extraordinaire. En tous cas, c'est aux médecins qu'il appartient de surveiller les colporteurs inconscients des ferments contagieux.

VII. *Nully* (1869).

Bien que je n'aie fait qu'une visite à l'un des malades dont je vais vous parler, leur fatale histoire est trop intéressante pour que je ne vous en dise pas quelques mots. Il s'agit des parents d'un des honorables fondateurs de cette Société, M. Pointe, ancien juge de paix à Saint-Remy.

Mme Pointe avait son père et sa belle-mère à Nully, dans la Haute-Marne. Son père, M. Henry, tomba malade le 25 octobre 1869. Le docteur Mongin (de Sommevoire), reconnaît une dothiénentérie, compliquée de congestion pulmonaire. Les symptômes s'aggravent rapidement ; le 8 novembre, M. Pointe me conduit à Nully, où je me trouvai en consultation avec les docteurs Mougeot, de Bar-sur-Aube, et Mongin. Nous constatâmes que M. Henry allait succomber à une pneumonie hypostatique, complication ultime d'une véritable fièvre typhoïde. Il mourut, en effet, le lendemain.

Quatre ou cinq jours après, Mme Henry s'alitait, et présentait les mêmes symptômes que son mari, mais avec un caractère plus grave encore. Huit jours après, elle était morte.

Enfin Mme Henriot, femme de ménage, qui avait soigné les deux malades, est arrêtée à son tour, 20 à 25 jours après la mort de Mme Henry ; à son tour elle succombe aux mêmes accidents.

Ces trois victimes, âgées de 50 à 60 ans, furent les seules personnes atteintes dans la localité.

Ce qu'il y a de particulièrement remarquable dans ces faits, c'est à la fois la gravité du mal, l'intensité de la contagion, l'âge avancé des malades et la répétition d'une complication relativement rare de la fièvre typhoïde.

VIII. *Norrois* (1870-71). 1re *Epidémie.*

Une petite fille de 6 à 7 ans prend la dothiénentérie le 17 octobre 1870, et, après de nombreuses vicissitudes, finit par guérir. Elle avait été soignée par sa mère et sa tante, la veuve Brizard. Celle-ci tombe malade le 3 novembre, 16 jours après la petite fille, et succombe le 24 novembre. — M. le Dr Vast m'avait prêté son concours dans le traitement de ces deux malades.

En face de leur maison, habitaient le sieur Bour et sa femme. Le mari est pris d'un fièvre muqueuse le 28 novembre, et la femme le 18 janvier 1871. Cette femme, qui se livrait habituellement à la boisson, mourut le 3 février.

Dans une autre maison, Mme Probst, âgée d'une cinquantaine d'années, avait subi, pendant le mois de décembre, les diverses phases d'une fièvre continue légère.

Si j'avais groupé mes observations en vue d'une thèse préconçue, j'aurais pu passer sous silence les faits précédents. En effet, si l'existence de la contagion est très-probable pour la veuve Brizart et la femme Bour, elle l'est beaucoup moins pour les autres malades. Il est donc permis de supposer qu'il y avait dans la commune ou plutôt dans la rue habitée par les malades, un foyer d'infection, et que peut-être la contagion n'a joué ici qu'un rôle secondaire. Mais j'ai cru devoir consigner indistinctement tous les faits dont j'ai pris note, afin d'en tirer ensuite un jugement plus exact et plus complet.

IX. *Cloyes* (1871-72).

Ici l'importation de la fièvre typhoïde et sa transmission par contact me paraissent également établies.

Le fils Puissant, domestique à Vauclerc, où régnait la fièvre typhoïde, revient malade chez ses parents, à Cloyes; il appelle M. le Dr Ménard, qui reconnaît l'existence d'une fièvre muqueuse. Notez qu'il n'existait, à cette époque (novembre 1871) aucun cas dans la localité. De plus, la maison Puissant est isolée et parfaitement salubre. Elle était habitée par le père et la mère, qui avaient dépassé la cinquantaine, par une fille de vingt et quelques années, atteinte de phthisie pulmonaire, et par le mari de la fille aînée, morte phthisique trois mois auparavant.

La maladie du fils fut, paraît-il, bénigne. Mais il la communiqua à son beau-frère, à qui je donnai des soins, et qui garda le lit du 9 décembre 1871 au 2 janvier suivant. Ce fut ensuite le tour de la fille; puis, le père tomba malade le 22 février. Comme les trois premiers malades avaient guéri assez facilement, on ne jugea pas à propos d'appeler un médecin pour le dernier. Ce ne fut que le quatorzième jour que je fus mandé en toute hâte. Il était survenu des hémorrhagies intestinales, que j'eus grande peine à arrêter, et qui mirent longtemps la vie du malade en danger.

X. *Norrois* (1872). 2e *Epidémie*.

Le 22 août 1872, Mme Guillemin était atteinte d'une fièvre typhoïde, qui se terminait par la gérison, du 15 au 20 septembre.

Le 27, les deux autres habitants de la maison, le père et le fils, étaient frappés en même temps ; ils présentèrent, dès le début, des symptômes assez alarmants. Tous deux guérirent, bien que l'état de M. Guillemin fût resté grave pendant cinq semaines.

Son beau-frère, M. Rogerat, qui avait pris soin de sa culture et fait, par conséquent, de fréquentes visites à la maison, fut atteint, à son tour, le 15 octobre, d'une fièvre continue, qui suivit son cours sans complications.

Cette succession de fièvres typhoïdes me paraît due à la contagion ; car il n'y en eut pas d'autres dans la localité.

Je ferai cependant une remarque à propos de cette série épidémique et de deux autres qui l'avaient précédée tant à Norrois qu'à Cloyes. On sait que ces communes ne sont distantes l'une de l'autre que d'un kilomètre. Or, il semble que l'apparition successive, dans ces deux communes de trois petites épidémies en l'espace de deux ans dénonce une influence infectieuse et l'existence d'une cause locale. Cette remarque concorde, du reste, avec celle que j'ai faite au sujet de la première épidémie de Norrois. Mais il n'en est pas moins vrai que cette influence est surtout mise en jeu par la contagion, et qu'à Cloyes le germe contagieux a été importé du dehors.

Pour compléter cette étude, il est nécessaire de mentionner, après les séries de fièvre typhoïde, où la contagion paraît jouer le principal rôle, les cas isolés que j'ai rencontrés dans ma pratique, ou du moins ceux dont j'ai pris les observations. Bien que plusieurs de ces cas puissent être rattachés plus ou moins directement aux épidémies ci-dessus décrites, la plupart apparaissent spontanément, sous l'influence de causes spéciales, locales ou individuelles, comme apparaissent, du reste, les premiers cas dans beaucoup d'épidémies. La différence c'est que, dans les premiers, la contagiosité semble rester, pour ainsi dire, à l'état latent, tandis qu'elle manifeste son activité dans les autres.

Dans cette énumération, je suivrai l'ordre chronologique, comme précédemment; mais il me suffira le plus souvent d'indiquer la date du début de la maladie, suivie du nom du malade et de celui de la localité.

---

14 novembre 1862. — Enfant Ménissier, âgé de cinq ans, à Arzillières.

15 juillet 1863. — Noël, 17 ans, aux Rivières-Henruel.

18 octobre, même année. — Boyet, 33 ans, même localité. — Y a-t-il eu des rapports entre ce malade et le précédent, je l'ignore. En tout cas, leurs habitations sont éloignées l'une de l'autre.

27 septembre 1868. — Femme Robert, 20 et quelques années, à Brandonvillers.

Il faut remarquer que cette commune n'est qu'à une lieue de Somsois, qu'il y a entre les deux communes des communications fréquentes, et que la fièvre apparaît à Brandonvillers 27 jours après son début à Somsois. — J'ai observé chez la femme Robert un phénomène assez rare pour le noter en passant. Elle eut, comme les premiers malades de Somsois, diverses hémorrhagies très-graves, et, parmi celles-ci, un *véritable écoulement de sang* par les gencives, écoulement peu abondant mais assez sérieux à cause de sa continuité et de sa ténacité.

11 janvier 1869. — Fille Honiat, 22 ans, à Drosnay. — Cette commune est à 5 kilomètres de Gigny, qui était alors en pleine épidémie.

28 août 1869. — Femme Oudin, environ 25 ans, à Outines. — Cette femme était originaire de Gigny, qu'elle avait habité pendant et depuis l'épidémie ; la maison de ses parents est voisine de celle de la femme Mansard, la dernière malade. Ce n'est, il est vrai, que quatre mois après la guérison de celle-ci que la

femme Oudin tombe malade, et je n'oserais affirmer que ce fût-là une continuation, un retour de l'épidémie de Gigny. Quoi qu'il en soit, il est au moins singulier que ce cas de fièvre typhoïde, — qui a déterminé la mort, — soit le seul que j'aie observé à Outines, depuis onze ans.

17 août 1870. — Picard, 50 ans, à Saint-Remy.

20 septembre, même année. — Mme Berlaut, âgée de 50 ans et habitant la même localité et la même rue. Elle n'avait rendu aucune visite au précédent malade.

10 novembre 1871. — Fils Veillard, âgé de 16 ans. J'ai traité ce malade à Drosnay; mais il avait été atteint à Vitry, où régnait alors la fièvre typhoïde.

24 juin 1873. — Femme Berteaux, 45 ans, à Drosnay.

En tout, dix fièvres typhoïdes plus ou moins isolées, dont deux suivies de mort (fille Honiat et femme Branjon).

RÉSUMÉ DES OBSERVATIONS.

J'ai dit, en commençant, que la fréquence et la gravité de la dothiénentérie étaient dues, pour la plus grande part, à sa contagiosité. La preuve en est dans l'ensemble des observations précédentes ; mais un résumé statistique la fera mieux ressortir.

1° La fièvre typhoïde est habituellement épidémique. Sur 77 cas dont j'ai recueilli les observations, 10 seulement peuvent être considérés comme des faits isolés. Encore faut-il remarquer que les deux fièvres typhoïdes des Rivières, en 1863, et les deux de Saint-Remy, en 1870, se succédèrent à des intervalles de 33 jours, ce qui révèle l'existence, sinon de la contagion, du moins d'un certain état épidémique.

Les 67 autres dépendent de véritables petites épidémies, au nombre de dix.

2° La gravité est plus grande dans les épidémies que dans les fièvres isolées. On compte, en effet, 18 morts sur les 67 malades des 10 séries épidémiques, soit 27/00, et 2 morts sur 10 dans les cas isolés, soit 20/00. De plus, il faut noter que les deux cas isolés, terminés par la mort, paraissent se rattacher, jusqu'à un certain point, à la 6e épidémie.

3° Chacune des 10 épidémies débute par un cas unique.

4° La première fièvre qui apparaît dans une localité,

— qu'elle reste isolée ou devienne le point de départ d'une épidémie, — semble naître, dans un peu plus de la moitié des cas, d'une manière spontanée. Cependant, dans les sept communes où j'ai observé des faits isolés, j'ai signalé, trois fois, des relations avec les communes voisines infectées.

De même, parmi les cas initiaux des 10 séries, j'ai constaté quatre fois des liens plus ou moins étroits avec d'autres épidémies. Ainsi, les fils Péchin et Puissant (n°s 3 et 9), importent chez leurs parents la dothiénentérie, contractée dans des pays où elle régnait.

L'importation est plus manifeste encore dans la série 4, où l'on voit un enfant prendre la fièvre par contagion dans une commune, et la transmettre ensuite dans une autre. Enfin la série 6 offre un exemple curieux de contamination par contagion médiate.

Ainsi, 10 fois sur 17, la dothiénentérie paraît débuter spontanément, sous l'influence de causes locales ou individuelles.

5° Mais presque toujours (je puis même dire *toujours* dans les observations que j'ai rapportées), c'est à la contagion et non à l'infection qu'il faut attribuer la propagation des premiers cas ; en d'autres termes, la contagion est la cause efficiente habituelle du développement des épidémies. Même dans celles où l'élément infectieux devient prédominant, — comme dans la série 8, — c'est la contagion qui porte les premiers coups.

En voici les preuves.

Non-seulement l'épidémie débute toujours par un cas unique, comme je l'ai déjà dit tout-à-l'heure ; mais le second malade est toujours une des personnes qui ont soigné le premier, ou qui ont été en relations fréquentes avec lui.

Enfin, le second malade ne le devient jamais qu'au moins 15 jours après le premier.

C'est là un point très-important. Car M. Gendron a démontré que la dothiénentérie n'est guère contagieuse qu'à partir du quatorzième jour, et que la période d'incubation dure ordinairement de 1 à 8 jours, quelquefois 15. Cela fait, en moyenne approximative, trois semaines d'intervalle entre les premiers symptômes chez le premier et le second malade. Or, les faits que j'ai cités concordent entièrement avec ces données ; j'ai, en effet, trouvé les intervalles suivants : 18, 27, 16, 21, 18, 18, 19, 16 et 35 jours. Moyenne : 20 jours.

6° Quand une épidémie prend de l'extension dans une localité, celle-ci devient un véritable foyer d'infection et, pour être atteint, la fréquentation des malades n'est plus nécessaire. Mais alors l'infection n'est-elle pas créée par les malades eux-mêmes ? En tout cas, la contagion reste la cause première de la propagation du fléau.

Conclusions générales.

1ent. Quand la fièvre typhoïde apparaît dans une localité, elle y engendre le plus souvent une épidémie, plus ou moins étendue.

2ent. Le nombre total des cas se rattachant aux épidémies est de beaucoup supérieur à celui des cas isolés.

3ent. L'affection est plus grave sous forme épidémique que sous forme isolée.

4ent. La contagion est l'agent principal de la propagation épidémique et l'origine, par conséquent, des fièvres typhoïdes les plus nombreuses et les plus graves.

Conclusion pratique.

Le danger une fois signalé, il est facile d'indiquer les moyens d'y remédier. Il n'est malheureusement pas si facile de les appliquer, ou du moins d'appliquer le moyen principal, qui est l'isolement des malades.

Quant aux moyens hygiéniques : soins de propreté, ventilation, désinfection des habitations par les chlorures, l'acide phénique, etc., le médecin doit toujours les prescrire. Il peut aussi veiller à ce que les matières des évacuations soient immédiatement désinfectées et enfouies. Cette mesure est d'autant plus importante que ces matières sont vraisemblablement, comme dans le choléra, le principal véhicule du principe épidémique. Cette opinion, professée depuis longtemps en Allemagne et en Angleterre, paraît aujourd'hui incontestée.

Mais de tous les moyens préservatifs, le plus efficace et en même temps le plus difficile à mettre en pratique, c'est l'isolement, la séquestration. Les conseils et les ordres donnés dans ce sens par les médecins risquent souvent d'être oubliés ou négligés par l'entourage des malades.

Il faudrait, s'il était possible, interdire l'accès des habitations contaminées à tous les jeunes gens, à tous les adultes qui n'ont pas encore eu la fièvre typhoïde. Cela serait prudent dans tous les cas, et c'est indispensable quand la maladie prend un caractère alarmant.

Dans l'impossibilité de trouver toujours, pour soigner la fièvre typhoïde, des individus qui l'aient déjà eue, il faudrait au moins ne laisser auprès des malades, *surtout à la fin de la deuxième semaine et pendant la troisième*, que des adolescents ou des vieillards. On sait, en effet, que la dothiénentérie est relativement bénigne chez les premiers et rare chez les derniers.

Enfin, quand le médecin n'a pas le choix, — ce qui arrive souvent — il ne doit permettre l'accès du malade qu'à une ou deux personnes, qui sont ordinairement ses plus proches parents. Dans ces cas, le dévoûment devient un devoir ; mais il faut proscrire les dévoûments inutiles.

Saint-Remy-en-Bouzemont, 28 Juillet 1875.

Docteur P. MATTHIEU.

BIBLIOTHÈQUE NATIONALE RF IMPRIMÉS

Vitry, Typ. PESSEZ et Ce.

107

www.ingramcontent.com/pod-product-compliance
Ingram Content Group UK Ltd.
Pitfield, Milton Keynes, MK11 3LW, UK
UKHW020359250726
13967UKWH00005B/2372

9 782013 578288